Die 12 Grundprinzipien
einer umfassenden Gesundheit

Entwürfe für die Zukunft – Band 6

<u>Kontakt:</u> www.HarryEilenstein.de
Harry.Eilenstein@web.de
Harry Eilenstein bei youtube

<u>Impressum:</u> Copyright: 2022 by Harry Eilenstein – Alle Rechte, insbesondere auch das der Übersetzung, vorbehalten. Kein Teil des Buches darf ohne schriftliche Genehmigung des Autors und des Verlages (nicht als Fotokopie, Mikrofilm, auf elektronischen Datenträgern oder im Internet) reproduziert, übersetzt, gespeichert oder verbreitet werden.

<u>Verlag:</u> BoD · Books on Demand GmbH, Überseering 33, 22297 Hamburg, bod@bod.de
<u>Druck:</u> Libri Plureos GmbH, Friedensallee 273, 22763 Hamburg

<u>ISBN:</u> 978-3-7693-5253-5

Inhaltsübersicht

Warum 12?

Alle Bücher dieser Reihe haben genau 12 Kapitel – was sich ja auch in den Titeln dieser Bücher widerspiegelt. Warum?

In diesen Büchern wird der Tierkreis als Matrix von 12 verschiedenen Sichtweisen auf die Welt verwendet, um das Thema des Buches möglichst umfassend in 12 Kapiteln zu betrachten. Dadurch wird eine ausgewogenere, umfassendere und tiefere Einsicht in das jeweilige Thema erlangt als es ohne ein solches Raster, ohne eine solche Matrix möglich wäre.

Der Tierkreis wird in dieser Buch-Reihe als Forschungs-Hilfsmittel benutzt, durch das die Einseitigkeiten in der Betrachtung zumindest vermindert werden können. Weiter-hin werden durch dieses Vorgehen diese 12 Sichtweisen auch als Ergänzungen zueinander, als organische Teile eines Ganzen deutlich.

Die Inspiration zu diesem Vorgehen stammt aus Hermann Hesses Roman „Das Glasperlenspiel“, für das er 1946 den Literatur-Nobelpreis erhielt. In diesem Roman beschreibt er die öffentlichen Darstellungen von Übersichten und Gesamtbetrachtungen, die mithilfe von verschiedenen allgemeinen Strukturen wie z.B. dem Ba Gua aus dem chinesischen Feng-Shui angefertigt und aufgeführt werden.

Diese Buch-Reihe ist ein Versuch, Hesse's Idee im ganz Kleinen konkret zu verwirklichen.

Die Blickwinkel der 12 Tierkreiszeichen sind:

♈	Widder:	Spontaner
♉	Stier:	Genießer
♊	Zwilling:	Neugieriger
♋	Krebs:	Familienmensch
♌	Löwe:	Egozentriker
♍	Jungfrau:	Handwerker
♎	Waage:	Schöngeist
♏	Skorpion:	Tiefgründiger
♐	Schütze:	Idealist
♑	Steinbock:	Realist
♒	Wassermann:	Theoretiker
♓	Fische:	Träumer

1. Tatkraft

♈

Wer nicht anfängt, erreicht auch nichts.
Um etwas zu beginnen, braucht es oft Mut.
Tatkraft ohne Weitblick führt nicht weit.
Manchmal muss man der Funke sein, der das Feuer entfacht.

Gesundheit ist – wenn man es einmal gründlicher betrachtet – deutlich mehr als nur die Bekämpfung von körperlichen Symptomen. Zu einer umfassenden Gesundheit gehört auch eine intakte Umwelt, Frieden, ein soziales Umfeld, das die eigene Entfaltung ermöglicht, Chancengleichheit im Beruf und allgemein im Leben und noch vieles mehr – daher sollte man einen ausgeweiteten, „globalen" Gesundheitsbegriff einführen, der die Beziehungen des Menschen zu seiner gesamten Umgebung miteinbezieht.

Das ist nichts, was ein einzelner Mensch oder ein einzelne Organisation, nicht mal ein einzelner Staat erschaffen könnte. Doch jeder Einzelne kann daran mitarbeiten, die vielen Bezüge der Gesundheit zu anderen Dingen des eigenen Lebens klarer zu machen, sie deutlich darzustellen, anderen mitzuteilen – und vor allem auch selber erste Schritte in diese Richtung zu gehen.

Dabei ist auch niemand alleine, denn es gibt auch viele andere, die danach streben: Ärzte, die verschiedensten Heilpraktiker, Homöopathen, Akupunkteure, Erfinder neuer Heilweisen, Psychologen, Lebensberater, Coaches, Bioladner, Diplomaten NGOs ... diese Liste ist sehr lang ...

Aber es ist wichtig, auch selber etwas zu tun. Große Veränderungen beginnen damit, dass viele Einzelne etwas wollen und es in die Tat umsetzen.

Natürlich gibt es fast immer große Widerstände und Hindernisse, aber man sollte sich von ihnen nicht daran hindern lassen, in die richtige Richtung zu gehen.

2. Gesundheit

Die Dinge gedeihen lassen, sie bewahren und sie genießen.
Was brauche ich wirklich?
Nichts ist förderlich, wenn es nicht das rechte Maß hat.
Jeder braucht einen sicheren Rückhalt – für viele ist dies ein spirituelles Weltbild.

Um eine umfassende Gesundheit wiederherzustellen und zu erhalten, sind verschiedene Arten der Abgrenzung und des Schutzes sowie der Versorgung notwendig.

Dies ist im engsten Sinne zunächst einmal das Recht auf leibliche Unversehrtheit, zu der auch der Schutz vor sexuellem Missbrauch gehört.

Der nächste Schritt ist das Streben nach einer menschenwürdigen Medizin und einem ganzheitlichen Gesundheitssystem, das neben der Schulmedizin auch die vielen Formen der Naturheilkunde und Alternativmedizin umfasst. In diesem Rahmen sollte auch die Krankheits-Prävention und eine Vielfalt von Gesundheitsprojekten gefördert werden.

Die menschenwürdige Medizin benötigt als Umfeld wiederum den „Grünen Wandel", der vom Bio-Landbau über die nachhaltige Produktion in allen Bereichen und menschenwürdigem Wohnen bis hin zum Ökostrom und der Förderung regionaler Energieerzeugung reicht. Dazu gehört auch eine gesicherte Wasserversorgung, was wiederum das Verbot der Privatisierung der Wasserversorgung impliziert.

Ein weiterer Aspekt sind gerechte Löhne und Sozialleistungen, die Suche nach Alternativen zur Marktwirtschaft und zur Zentralen Planwirtschaft und ihren Zwischenformen wie der Sozialen Marktwirtschaft sowie die Suche nach Alternativen zu dem derzeitigen Geldsystem und der Geld-geprägten Wirtschaftsform.

Eine grundlegende – und in diesem Rahmen selbstverständliche – Haltung ist das Vermeiden der Entstehung von regionalen und globalen Problemen, die zu einer erheblichen Migration führen. Stattdessen muß das Erreichen, die Erhaltung und die Festigung des Friedens erforscht und angestrebt werden.

Schließlich gehört dazu im privaten Bereich auch der Schutz der DNS/DNA sowie im öffentlichen Bereich das Schaffen von Schutzraum einschliesslich des Rechtes auf Asyl.

Um all diese Ziele verwirklichen zu können und Projekte, die diese Ziele anstreben, fördern zu können, ist auch ein dazu passendes Bankensystem und Investoren notwendig.

Es gibt viele medizinische Geräte und Heilweisen, die das Heilen erleichtern würden, die aber derzeit noch nicht allgemein üblich sind. Dazu gehört die gesamte Frequenz-Medizin wie z.B. die Multiwellenoszillatoren-Hochfrequenz-Technologie und ebenso Diagnose-Methode wie z.B. der NEKO-Scanner, mit dessen Hilfe sich eine solide Grund-Diagnose einschließlich vorhandener Krankheitsneigungen für einen Menschen herstellen lässt.

Der Biologische Landbau hat sich mittlerweile fest etabliert – doch im Wohnungsbau gibt es nach wie vor einen großen Mangel.

Drei weitere Probleme, die gelöst werden müssen, da ohne sie eine wirkliche Gesundheit nicht möglich ist, sind die Klimaerwärmung, die Überbevölkerung und die Kriege. Diese drei sind die Ursache für die heutige große Migration – die wiederum die Ursache für das Erstarken der rechten Parteien sind, die letztlich vor allem „Wir zuerst!" sagen.

Die Überbevölkerung, die Klimaerwärmung und die Kriege sind die Gründe für die Flucht aus der eigenen Heimat. Solange dies nur wenige Menschen sind, ist das kein Problem, da die Menschen ja durchaus auch hilfsbereit sind (Angela Merkel: „Wir schaffen das!"). Wenn es jedoch mehr Migranten werden, geraten die Helfer in Stress und die Stimmung kippt. Dann setzt sich der Egoismus durch und die Grenzen werden dicht gemacht.

Dieser Verteilungskampf um den Wohlstand und die leibliche Sicherheit ist heute – im Jahr 20205 – schon heftig geworden, doch was wird geschehen, wenn wir den Klimawandel nicht verhindern können? Dann wird das gesamte Eis schmelzen und der Meeresspiegel wird um 67m ansteigen und weite Küstengebiete werden überschwemmt werden. Doch in diesen Küstengebieten leben über eine Milliarde Menschen, die dann zu Migranten werden. Im Vergleich zu der Migration, die dann entstehen wird, ist die heutige Migration wie der Besuch von zwei oder drei Urlaubern aus einem Land.

Zudem wird das Meer dann auch den größten Teil des fruchtbaren Landes überschwemmen, das vor allem in den Küstengebieten zu finden ist. Das bedeutet, dass zu der Migration auch noch eine Nahrungsmittel-Knappheit kommen wird.

Falls sich bis dahin noch nichts an der Überbevölkerung der Erde geändert hat, wird durch die weiterwachsende Bevölkerung der Mangel an Wohnraum, fruchtbaren Äckern und Nahrungsmittel zu einem noch viel heftigeren Verteilungskampf führen.

Es wäre wünschenswert, dass die Menschen diesmal einsichtiger sind als sie es bisher in der menschlichen Geschichten meistens gewesen sind, und dass sie dadurch dieses Schreckensszenario verhindern, das das Gegenextrem zu der angestrebten „globalen Gesundheit" ist.

3. Vielfalt

♊

Förderlich ist die Neugier auf die Vielfalt der Welt.
Entdeckerfreude erweitert die Möglichkeiten.
Man sollte mit dem Neuentdeckten umsichtig umgehen.
Bereitschaft zur Erforschung des Unbekannten hilft auch im spirituellen Bereich.

Die menschenwürdige, natürliche und kindgerechte Wissensvermittlung wird erforscht und gefördert. Dabei werden auch neue Ansätze auf ihre Wirksamkeit hin überprüft. Dasselbe gilt auch für neue Lerninhalte wie Konfliktlösungsstrategien, Selbsterkenntnis, Astrologie usw. Generell soll eine Vielfalt von Fähigkeiten und Fertigkeiten jeglicher Art gefördert werden und der freie Forschergeist angeregt werden, der alle Behauptungen sorgfältig überprüft, verschiedene Experimente durchführt, sich alle Dinge unvoreingenommen betrachtet und die Wahrnehmungen gründlich durchdenkt.

Eine große Offenheit und geistige Beweglichkeit, die sich alles anschaut, untersucht und auf ihre Verwendbarkeit hin prüft, wäre förderlich. Dazu gehört auch der spirituell-religiöse Bereich, aus dem schließlich unter anderem auch viele traditionelle Heilungsmethoden stammen.

Auch ein freies, unzensiertes Internet einschließlich einer Bildung, die den verantwortlichen und kritischen Gebrauch des Internets ermöglicht, gehört zu den Grundlagen der Gesundheit.

Generell ist die Bildung noch ausbaufähig – um es einmal milde auszudrücken. Sowohl die Kindergärten als auch die Schulen und Universitäten sind nicht in dem besten Zustand.

Ein weiterer Punkt, der mit der Gesundheit eng zusammenhängt – auch wenn es auf den ersten Blick nicht so aussehen mag – sind die Computer und insbesondere die Künstliche Intelligenz („KI"). Die Arbeit am PC nimmt einen immer größeren Raum im Leben der Einzelnen ein und die PC-bezogenen Berufe machen einen immer größeren Teil an den Erwerbstätigkeiten aus.

Die KI entwickelt sich mit großer Geschwindigkeit weiter und wird in voraussichtlich in ca. 20 Jahren so weit sein, dass diese künstliche Intelligenz das Niveau eines Menschen erreicht haben wird. Anschließend entwickelt sich die KI in Bereiche weiter, die der menschlichen Intelligenz überlegen sind. Das könnte zu einem Problem für die ganze Menschheit werden ...

Wenn man dann noch bedenkt, dass es bereits Roboter gibt, die z.B. besser Tischtennis als ein Mensch spielen können, und dass diese Roboter von einer KI gesteuert werden, dann sollte man sich schon einmal fragen, wohin diese Entwicklung eigentlich führt.

4. Brüderlichkeit

♋

Die notwendige Grundhaltung ist die Verbundenheit mit der Familie des „globalen Dorfes".
Kinder, Mütter, Hilflose und Minderheiten müssen beschützt werden.
Der private Bereich muss bewahrt und geschützt werden.
Es wird das Vertrauen in das Ganze und neue Wege zur Geborgenheit in der Welt gebraucht.

Die Familie, die Sippe und das Volk sind die traditionellen Schutzräume und die Heimat der Menschen. Diese drei Gruppen müssen angesichts der heutigen Situation auf der Erde auf die Menschheit als die „eigene Gruppe" erweitert werden – was eine sehr große Aufgabe ist, die kein Einzelner und auch keine einzelne Organisation alleine erreichen kann.

Das Grundprinzip ist, dass durch die Globalisierung letztlich alle Arten von Grenzen auf der Erde stark durchlässig und langfristig gesehen vielleicht sogar ganz aufgelöst werden. Das erfordert eine Haltung der Menschheits-Familie, in der der Einzelne dem Ganzen vertrauen kann – der Einzelne wird von dem Ganzen getragen. Die Globalisierung löst bei vielen jedoch das Gefühl des Verlustes des gewohnten Schutzraumes und der Geborgenheit auf, was dann oft zu Fremdenangst, Abgrenzung und Überforderung und zum extremen Egoismus als Gegenreaktion zur Globalisierung führt (Reichsbürger, Fremdenfeindlichkeit, Egozentrik u.a.m.).

Das erfordert ein grundsätzlich neues Verhalten, das die Erde und die auf ihr lebende Menschheit stets als ein Ganzes betrachtet – und auch ein entsprechend verantwortungsvolles Handeln: eine Solidarität mit der Menschheit.

Des Weiteren gehören auch der Kinder- und Jugendschutz, der Schutz der Mutter, der Schutz der Familie (in welcher Form sich diese Familie auch immer gebildet haben mag) und die Entfaltung des Potentials der Kinder hierher.

5. Freiheit

♌

Das Fundament ist die Förderung und Entfaltung der Individualität.
Erkenne Dich selbst und Deine Fähigkeiten.
Jede Form des Totalitarismus wird abgelehnt.
Selbsterkenntnis kann auf einer großen Vielfalt von Wegen erreicht werden.

Die Freiheit des Individuums und seine freie Entfaltung ist ein sehr hoher Wert und muss geachtet und geschützt werden. Das bedeutet auch die Ermöglichung einer Vielfalt von Lebensweisen: Die Würde des Menschen ist unantastbar.

Die Freiheit des Einzelnen stößt jedoch auf die Freiheit des anderen und der Wille des einen ist möglicherweise auf ein Ziel ausgerichtet, dass das Ziel eines anderen behindert oder sogar verhindert. Der Schutz der Freiheit des Einzelnen reicht also nicht aus, sondern muss gegen die Freiheit eines anderen und auch gegen das Streben der gesamten Gruppe abgewogen werden. Hier gibt es noch viel Forschungsbedarf. Es wird ein konstruktiver Umgang mit dem Gegensatz zwischen dem, was man selber will, und dem, was die anderen wollen, benötigt.

Grundsätzlich wird jede Form des Totalitarismus – sei es ein Monopol, ein real herrschendes Königtum, eine Diktatur, eine Parteidiktatur, ein dominanter Monotheismus und ähnliche Formen – abgelehnt. Stattdessen sollte die Erforschung freiheitlicher Lebensformen, die Förderung der Menschenrechte und die Erforschung des sinnvollen Verhältnisses zwischen staatlicher Einflussnahme und individuellem Willen gefördert werden.

Eine wesentliche Grundlage für das Erreichen dieses Zieles ist die allgemeine Förderung der Selbsterkenntnis, die den Willen, die Gefühle, die Gedanken und die Handlungen umfasst. Dies ist auch ein wesentlicher Aspekt jeder Heilung, die neben den auf den Leib wirkenden Mitteln auch die Ansätze benutzt, die auf Psyche wirken wie die Deutung des Geburtshoroskops oder das Kennenlernen der eigenen Seele. Es sollte eine große physische und psychische Therapie-Vielfalt entstehen.

Letztlich geht es hier um eine möglichst gründliche Selbsterkenntnis und das sich daraus ergebende sinnvolle Handeln.

6. Technik

♍

Es wird eine verantwortungsbewusste Forschung benötigt.
Die umsichtige Anwendung der Forschungsergebnisse ist genauso wichtig.
Förderlich sind Weitsicht und konsequentes Handeln (Klimakrise).
Erst denken, dann handeln.

Ziele können nur mit einer umfassenden Sachkenntnis und einer gründlichen Analyse aller Möglichkeiten erreicht werden. Daher muß generell das Streben nach umfassender Sachkenntnis, das Streben nach sachgerechtem und zielführendem Handeln, das Streben nach Wissen statt Glauben und ganz allgemein das Streben nach einem Weltbild, dass der Wirklichkeit entspricht. Jegliches angewandte Wissen sollte grundsolide sein – so wie das Wissen der Autobauer darüber, was notwendig ist, dass Autos auf eine sichere Weise fahren können.

Dazu gehört natürlich auch eine umfassende und gründliche Forschung und Bildung sowie die allgemeine Förderung von Aufmerksamkeit, Weitsicht und konsequentem Handeln.

Weiterhin ist es wichtig, neue Technologien und Werkstoffe sowie generell eine naturnahe Technik zu entwickeln. Dazu gehört Energiegewinnung, die Wasseraufbereitung, die Gewässersanierung, energiesparende Schiffsantriebe, der Wasserstoff-Antrieb für Flugzeuge, CO_2-freie Technologien, die Abfallvermeidung, das Abfall-Recycling und vieles mehr. Alle derartigen Entdeckungen und Erfindungen sollen möglichst der gesamten Menschheit zugänglich gemacht werden, damit ihre Wirkung möglichst groß ist und das Gemeinwohl fördert.

Es gibt bereits viele Erfindungen und Techniken, die jedoch noch nicht im großen Maßstab eingesetzt werden: Diesel-sparende Schiffsantriebe, Schiffsschrauben-ähnliche Wasserreiniger, Industrieabwasserreinigungs-Maschinen, Aquakultur, Umwandlung von Abfällen in Brennstoff-Pellets, Umwandlung von Plastik in Kerosin, die Herstellung von Gebrauchsgegenständen aus nachwachsenden Rohstoffe und vieles mehr.

7. Kooperation

♎︎

Was Du nicht willst, das man Dir tu', das füg auch keinem anderen zu.
Gleiche Chancen und gleiches Recht für alle – Solidarität mit der Menschheit.
Die Kooperation ist effektiver als die Konkurrenz.
Das auf Analogien beruhende Denken sollte erforscht werden (Astrologie,
Homöopathie u.ä.).

Mit dem Geld, das für Rüstung und Kriege ausgegeben wird, ließe sich sehr viel Sinnvolles erreichen, das das Gemeinwohl mehren statt mindern würde – zum Beispiel die Klimakrise verhindern.

Konkurrenz ist unvermeidbar, doch die Auswüchse der Konkurrenz sollten durch Kooperation verhindert werden. Wenn zum Beispiel nur noch langlebige Produkte hergestellt würden, würde dafür zwar vielleicht doppelt so viel an Rohstoffen und Arbeit benötigt, aber wenn das Produkt dann viermal so lange hält, würden aufs Ganze gesehen nur noch halb so viel Material und halb so viel Arbeitskraft benötigt. Und wer hätte etwas gegen eine Halbierung seiner Arbeitszeit bei gleichem Lohn einzuwenden?

Der häufige Einwand, dass dann die Hälfte der Menschen arbeitslos wäre, ist absurd: Wenn nur noch halb so viel Arbeitszeit benötigt würde, aber trotzdem dieselbe Menge Waren wie zuvor vorhanden wären, könnten alle einfach nur noch halb so viel arbeiten. Es gäbe dann die 20-Stunden-Woche. Es handelt sich hier ganz schlicht um ein Verteilungsproblem, das bisher aufgrund des Konkurrenzdenkens noch nicht gelöst werden konnte.

Das Denken in Konkurrenz führt auch zu den Konjunkturschwankungen und zur Arbeitslosigkeit – Konkurrenz fördert das Auftreten von Extremen (Hochkonjunktur, Rezession). Ein Wirtschaftssystem, das auf Kooperation beruht, würde diese Schwankungen vermeiden. Es sind immer genügend Arbeitskräfte, Material und Bedarf vorhanden, aber diese drei können nicht durch Konkurrenz, sondern nur durch Kooperation sinnvoll zusammengeführt werden.

Durch die Bildung von Monopolen – was eine häufige Folge des Konkurrenzkampfes ist – entsteht eine Unterversorgung der Volkswirtschaft mit Waren, da die Monopole ihre Waren zu einem höheren Preis verkaufen als sie es in einer Konkurrenzsituation könnten. Das führt dazu, dass sie zwar etwas weniger Waren verkaufen, aber diese zu einem höheren Preis, was insgesamt gesehen ihren Gewinn vergrößert.

Es wird also ein auf der Kooperation beruhendes Wirtschaftssystem benötigt (siehe das Buch „Sophikratie" in dieser Reihe).

Auch die Demokratie beruht auf der Konkurrenz – der Konkurrenz zwischen den Parteien. Das führt leider häufig dazu, dass sich die Parteien gegenseitig bekämpfen und behindern anstatt gemeinsam an der Lösung der Probleme zu arbeiten. Dabei wird oft die Sachlichkeit zugunsten der eigenen Popularität aufgegeben – zum Beispiel, indem man die „Grünen", die eine Beachtung der real vorhandenen Grenzwerte auf der Erde anstreben, als „Verbotspartei" diffamiert. Hier wird dringend Sachlichkeit und Kooperation statt Konkurrenz benötigt.

Ein dritter Aspekt der Kooperation ist die Gleichheit vor dem Recht.

Ein vierter Aspekt ist das Streben nach Frieden.

Die Grundlage dieser vier Bestrebungen – neues Wirtschaftssystem, neues Regierungssystem, Gleichheit, Frieden – ist die Einsicht, dass die Menschheit heute auf der Erde „in einem Boot" sitzt und daher die Förderung der Gesprächskultur und der Konsensbildung dringend benötigt wird. Das erfordert wiederum eine effektive Weisheit im Umgang mit Konflikten.

8. Wesentliches

♏

Es ist notwendig, zum Erreichen des Wesentlichen stets das Wirksamste zu tun.
Man sollte sich jederzeit der Wurzeln und der Wirkungen des eigenen Handelns
bewusst sein.
Einsicht führt zu Neuorientierung und Verwandlungen.
Selbsterkenntnis erspart leidvolle Irrwege.

Die größte derzeitige kollektive Notwendigkeit ist das Erhalten der Lebensmöglichkeit der Menschen auf der Erde: die Bewältigung der Klimakrise. Dazu ist die Einhaltung von teils schmerzhaften Grenzwerten in vielen Bereichen notwendig.

Bevölkerungswachstum

Die Hauptursache der Klimakrise ist die Dominanz der Menschen und die ständig zunehmende Bevölkerungsdichte. Wenn man sich das bisherige Bevölkerungswachstum anschaut, erhält man eine e-Funktion, d.h. eine Kurve, die ständig schneller wächst. Die Menschheit verdoppelt ihre Anzahl ungefähr seit ca. 1400 n.Chr. alle 150-200 Jahre. Vorher war das Wachstum sehr langsam und wurde durch Kriege, Seuchen, Hungersnöte und dergleichen immer wieder ausgebremst – doch seit ca. 1400 sind diese Einschränkungen des Bevölkerungswachstums weitgehend fortgefallen.

Das bisherige Bevölkerungswachstum wird in der untenstehenden Kurve durch die schwarze Linie dargestellt.

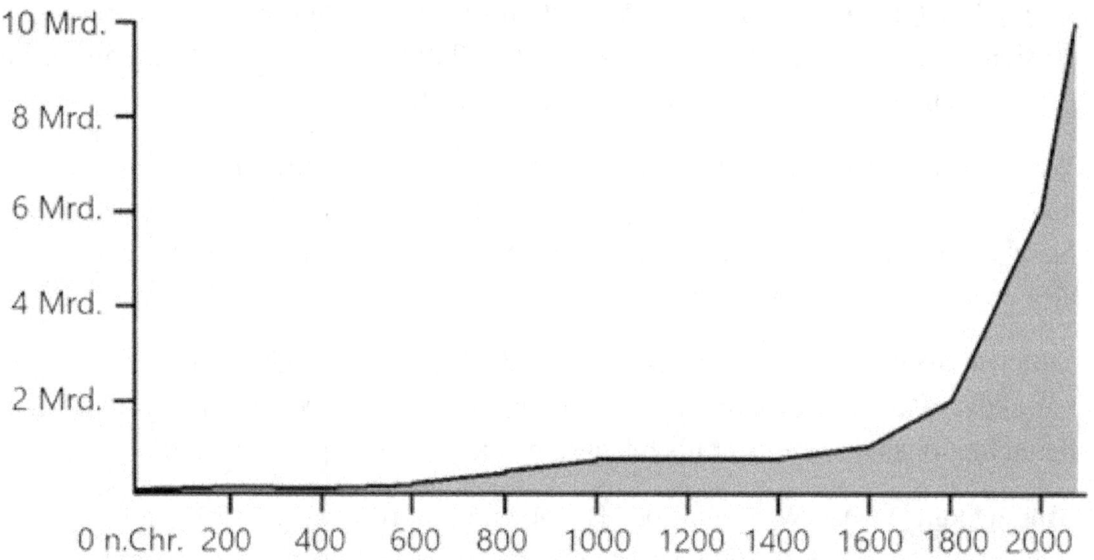

Es gibt verschiedene Möglichkeiten, wie sich diese Kurve weiterentwickeln könnte:

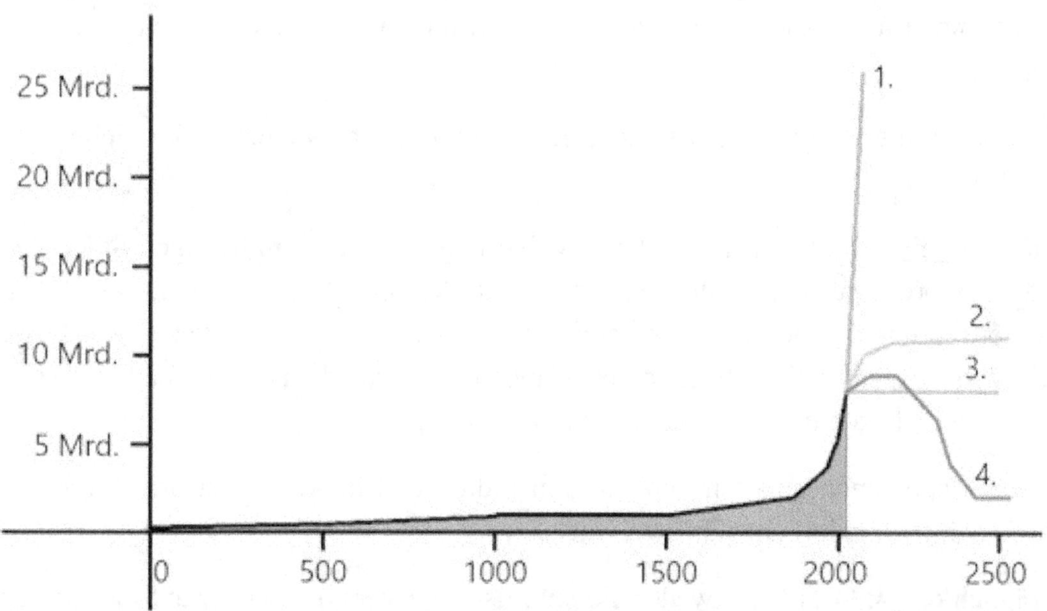

Möglichkeit 1: Das Bevölkerungswachstum bleibt weiterhin eine „Bevölkerungsexplosion" und steigt ungehindert weiter an. Um 2500 werden wir dann ca. 50 Milliarden Menschen sein. d.h. ca. 6-mal so viele wie heute.

Wenn wir nichts unternehmen, ist abzusehen, dass es irgendwann zu einem Kollaps kommen wird – bei 15 Milliarden, bei 25 Milliarden – vielleicht auch erst noch ein bisschen später. Doch endlos kann diese Entwicklung so nicht weitergehen. Es muß also etwas unternommen werden.

Möglicherweise wird sich das Wachstum jedoch auch leicht abschwächen, da derzeit vor allem noch die Bevölkerung von Indien und Afrika stark wächst und in allen anderen Regionen der Erde nur noch langsam zunimmt bzw. gleich bleibt.

Möglichkeit 2: Das Wachstum der Bevölkerung wird eingeschränkt und stabilisiert sich auf hohem Niveau. Dazu wird es notwendig sein, dass wir die Klimaerwärmung, den Hunger und das Wachstum der Wüsten kollektiv in den Griff bekommen.

Durch neue Techniken ist vermutlich auch eine größere Bevölkerungszahl auf der Erde möglich, aber mit diesen Techniken kann man erst dann planen, wenn sie bereits erfunden hat und sie ausgereift sind. Ansonsten wäre es sehr leichtsinnig, auf solche derzeit noch unbekannte Techniken zu hoffen und zu vertrauen und nichts zu unternehmen.

Es gibt einige Prognosen, die diese Entwicklung voraussagen, doch sicher ist sie nicht.

Möglichkeit 3: Das Einfrieden der Bevölkerungszahl auf dem heutigen Stand. Dafür wären rigorose politische Maßnahmen wie die Vorschrift der maximal-2-Kind-Familie notwendig, was derzeit vollkommen illusorisch wäre. Welche Partei würde so etwas vorschlagen wollen? Eine solche Maßnahme würde die persönliche Freiheit drastisch einschränken und wäre daher sehr unpopulär.

Diese Maßnahmen müssten vor allem in Indien und in Afrika getroffen werden, da die Bevölkerung dort am stärksten wächst.

Möglichkeit 4: Dies ist entweder die optimistische Version, bei der auf die Einsichtsfähigkeit der Menschen gebaut wird, die aus sich heraus beschließen, deutlich weniger Kinder zu bekommen – oder es wäre die drastische politische Version, bei der über 2-3 Generationen die 1-Kind-Familie vorgeschrieben wird.

Das wäre die Version, bei der wir auch ohne neue Techniken und große wirtschaftliche Umstellungen das Weiterleben der Menschen auf der Erde absichern würden. Durch zukünftige neue Techniken könnte die Zahl der Menschen, die auf der Erde leben können, dann wieder allmählich erhöht werden – sofern das dann noch gewünscht wird.

Für welche dieser Entwicklungen wir uns entscheiden werden, ist derzeit nicht abzusehen. Wenn wir jedoch – wie wir Menschen das ja angesichts von drohenden Katastrophen so gerne tun – gar nichts unternehmen, wird Version 1. eintreten – ungehemmtes Wachstum bis zum Kollaps. Dieser Zusammenbruch kann durch die Klimaerwärmung, Hungersnöte, Platzmangel, Verteilungskriege und vermutlich noch einiges anderes zustande kommen.

Es ist nicht klar, was wir tun werden und es ist auch nicht klar, wie wir das dann umsetzen werden – doch es ist klar, dass Nichtstun die schlechteste aller Möglichkeiten ist.

Rohstoffe

Die begrenzten Rohstoffe erfordern dringend einen sparsameren Umgang mit Rohstoffen, ein umfassendes Rohstoff-Recycling, die Produktion mit genormten, wiederverwendbaren Bausteinen („LEGO-Prinzip") und ähnliches mehr.

Chancengleichheit

Ebenso ist die Verwirklichung einer globalen (weitgehenden) Chancengleichheit dringend notwendig, da nur sie die Migration und die Kriegsgefahr deutlich verringern kann.

Bewusstheit

Generell ist eine Förderung des Bewusstseins über kollektive Gefahren wie der Klimakrise dringend erforderlich.

Umfassende Forschung

Zudem wird die weitere Erforschung – auch in alternativen Bereichen – der Medizin, der Psychologie, der Naturwissenschaften und ebenso der Spiritualität und der Religionen benötigt.

<u>Veränderungen</u>

Dies alles wird nicht ohne tiefgreifende Verwandlungen erreichbar sein – deren Notwendigkeit voraussichtlich nicht alle einsehen werden.

9. Zielstrebigkeit

Wir werden das tun, was nötig ist.
Wir werden stets das Bestmögliche anstreben.
Gemeinsam erreichen wir mehr.
Es bestehen reale Bedrohungen – es ist keine Zeit mehr nur abzuwarten.

Es gibt Situationen, in denen man zwischen dem Guten und dem Besseren wählen kann. Doch wir stehen inzwischen in einer Situation, in der wir ganz schlicht das Notwendige tun müssen, um unsere Erde für uns bewohnbar zu erhalten und nicht in Dürren, Überschwemmungen, extreme Migration, Hungersnöte und erbarmungslose Verteilungskämpfe zu geraten.

Es ist an der Zeit, die Probleme anzupacken und sie entschlossen zu lösen! Das ist ohne eine große Zahl von Menschen, die an diesen Projekten mitarbeiten, kaum möglich. Dabei kann jeder entsprechend seiner Fähigkeiten, Talenten und Neigungen an unterschiedlichen Stellen mitarbeiten. Die Entwicklung der derzeitigen Weltlage erfordert Engagement an sehr vielen unterschiedlichen Stellen, die alle auch sehr verschiedene Menschen erfordern. In diesem Sinne erfordert das Streben in der derzeitigen Weltlage eine „Graswurzel-Revolution".

Dabei sollte man beachten, die eigene Kraft und Energie sinnvoll einzusetzen – sowohl in Bezug auf den eigenen Leib als auch in Bezug auf Zeit, Geld, Maschinen u.ä. Schließlich ist das eigentliche Ziel eine umfassende Gesundheit für alle Menschen.

All das wird von dem Idealismus getragen, dass wir die Erde noch als für uns gut bewohnbaren Planeten retten können.

Wir tun dies auch für unsere eigenen Kinder und Enkel!

10. Bewahrung

Du trägst die Verantwortung für das, was Du tust, und für das, was Du nicht tust.
Tue nichts, was die folgenden 10 Generationen belasten könnte.
Jeder muss für die Bewahrung der Bewohnbarkeit der Erde für die Menschen sorgen.
Prüfe und nutze, was Dir Rückhalt gibt.

Die Grundlage eines jeden sinnvollen Handelns ist die sachliche Wahrnehmung und Darstellung der Welt. Daher muss die Bildung und auch die sachliche Berichterstattung in den Medien gefördert werden.

Es ist generell eine nachhaltige Lebensform der Menschen notwendig – in der Landwirtschaft, in der Industrie, in der Wirtschaft, in den Finanzsystemen und in den Regierungsformen. Das bedeutet, dass bei jeder Handlung stets die Auswirkungen auf das Ganze beachtet werden. Das erfordert ganz allgemein und für jeden Einzelnen die Haltung und das Verhalten eines „Erwachsenen".

Die Begrenztheit der Erde erfordert das Einhalten von Grenzwerten anstelle eines fortwährenden Wirtschaftswachstums. Diese Begrenzung und ihre dringend notwendige Beachtung findet sich an vielen Stellen: Erstens das Verbot aller Vorgänge, Techniken und ähnlichem, die das Überleben der Menschen auf der Erde gefährden: AKWs, Artensterben, Abholzung der Wälder, Atomwaffen usw. Zweitens die Grenzwerte, die eingehalten werden müssen: maximale Anzahl von Menschen auf der Erde, maximale Menge an ausgestoßenen Klimagasen, maximaler Verbrauch an Ressourcen pro Jahr (seltene Erden, Holz, Fischfang etc.).

Diese Grenzwerte sind beweglich, da sie alle von fast allen anderen Grenzwerten abhängen. Daher liegt nur der „Gesamtwert" der Grenzwerte fest – ein einzelner Grenzwert kann jedoch variiert werden, wenn auch die anderen Grenzwerte entsprechend verändert werden.

1. Beispiel: Wenn es mehr Wald gibt (niedrigerer Grenzwert bei der Abholzung), können mehr Klimagase ausgestoßen werden (höherer Grenzwert), da die Wälder diese Gase dann wieder binden können.

2. Beispiel: Techniken und Vorgänge, die ausschließlich nachwachsende Rohstoffe verwenden bzw. alle Rohstoffe wieder recyceln können, können weitgehend unbegrenzt angewendet werden – sie erweitern den Spielraum innerhalb der Grenzwerte.

3. Beispiel: Wenn Techniken und Verfahrensweisen erfunden werden, die weniger schädlich sind, ist eine Erhöhung der Aktivitäten möglich – ein Motor, der nur halb so viel Benzin verbraucht, ermöglicht die Verdopplung der Anzahl der gefahrenen Kilometer.

Um das zu erreichen, muss sowohl jeder Einzelne als auch die Gemeinschaft und die Menschheit als Ganzes die Verantwortung dafür tragen. Wir werden alle gemeinsam für unsere Versäumnisse haften, da wir die Folgen unseres Verhaltens tragen werden müssen.

Diese Grenzwerte führen zu der Frage nach dem Recht. Die Sachlichkeit erfordert, dass der Verursacher auch für die Folgen verantwortlich ist – privat, als Unternehmen, als Staat und letztlich auch als Menschheit. Daher sollte das heutige Recht zu einem „Globalrecht" ausgebaut werden, das das Überleben der Menschen auf der Erde als oberste Priorität hat. Das bedeutet eine Durchsetzung der Einhaltung dieser Grenzwerte und weiterhin auch die Erhaltung des Friedens.

Allerdings sollte der Staat immer nur so viel Einfluss auf die Wirtschaft und den Einzelnen nehmen, wie zum Erreichen dieser Ziele notwendig ist. Dabei ist die Grenze zwischen „Förderung des allgemeinen Wohlergehens durch den Staat" und der „unerwünschten Einmischung und Überwachung durch den Staat" ein sehr altes Streitthema.

Das zu einem „Globalrecht" weiterentwickelte Naturrecht beruht auf den folgenden sechs Punkten:

1. die Einsicht in physikalische, chemische, biologische, medizinische, psychologische, soziale und politische Zusammenhänge sowie den Auswirkungen dieser Zusammenhänge auf die Erde als Ganzes;

2. das Handeln aufgrund dieser Einsichten – die auch in der Wirtschaft und der Politik so klar und überzeugend sein sollten wie der Bauplan eines Flugzeugs: Entweder es fliegt oder es fliegt nicht;

3. das allgemeine Bewusstsein, das jeder ein Teil des Ganzen ist und daher zum

einen das Ganze tragen muss (Verantwortung) und zum anderen von dem Ganzen getragen wird (Vertrauen);

4. die Entwicklung einer Gemeinschaft von Individuen – in der Familie, in der Sippe, in der Stadt, in dem Staat, und auf der Erde als Ganzes;

5. die Bereitschaft, alles zu überprüfen und es auch anzuwenden, wenn es tauglich ist – auch alles Ungewöhnliche;

6. das bedeutet letztlich die Entwicklung eines „übergeordneten Bewusstseins" oder Gruppenbewusstseins, in dem sich der Einzelnen stets als Teil der Menschheit sieht und entsprechend handelt – wobei die Individualität des Einzelnen, einer Sippe oder eines Volkes erhalten bleibt und als etwas Wertvolles gesehen wird.

Dieses „Globalrecht" hat als einziges Grundprinzip das Überleben und das möglichst gute Leben der Menschen auf der Erde. Daran wird jede Handlung gemessen.

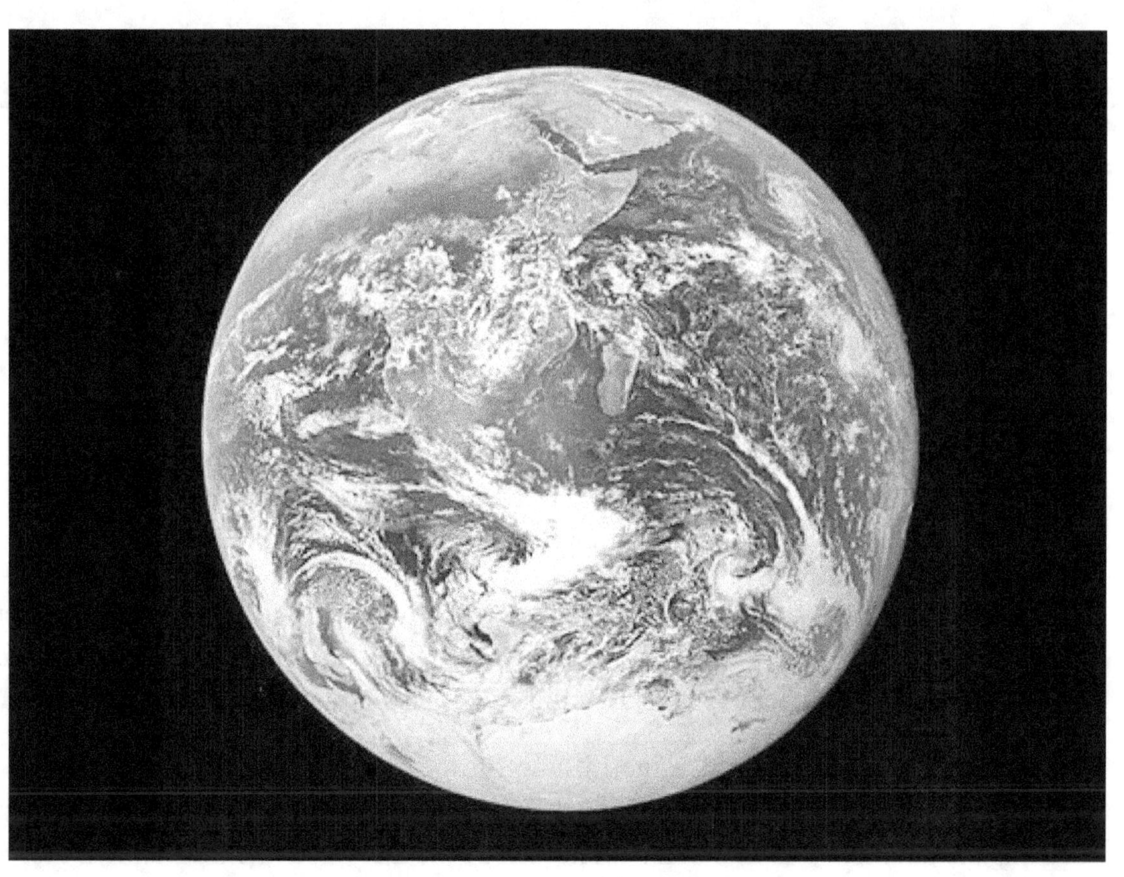

11. Utopie

Erforschen und Proklamieren einer neuen Gesellschaftsform.
Finden eines Ausgleichs zwischen Individualität und Globalisierung.
Die Weiterentwicklung der UNO zu einem wirksameren Instrument des Überlebens
der Menschen.
Die Klarheit und Bekanntheit der Utopie bewirkt ihre Verwirklichung.

Die kollektive Haltung und Handlungsweise, die das Überleben der Menschen auf der Erde ermöglicht, wird erforscht und proklamiert. Die Klarheit und Bekanntheit dieser Utopie bewirkt ihre kollektive Umsetzung. Diese Utopie ist eine Gesellschaftsform, die die globale Interdependenz aller Beteiligten berücksichtigt.

Diese Utopie enthält eine schlüssige Lösung für die Frage nach dem Verhältnis zwischen dem Individuum und der Menschheit als Ganzes sowie zu den verschiedenen Organisationsformen wie den Staaten und der UNO. Ein wesentliches Element dieser Utopie ist die Kooperation – auch im Bereich des Geldes.

Zur Erreichung dieser Utopie werden die Meinungsfreiheit, das Versammlungsrecht und das Recht auf Gemeinschaftsbildung gefördert.

Im Kleinen sind die allgemeine Chancengleichheit sowie die Gleichberechtigung von Mann und Frau ebenso wichtig.

Es werden alle Verhaltensweisen, Erfindungen, Therapien, politischen Systeme usw. gefördert, die eine der vielen Bedrohungen des Lebens der Menschen auf der Erde oder allgemein die Bedrohung des Lebens auf der Erde reduzieren oder beseitigen.

Diese Maßnahmen sind: Reduzierung der Überbevölkerung, Beendigung der Kriege, Abbau der Atomwaffen, Reduzierung des Ausstoßes von Klimagasen, Förderung von „die Umwelt schonenden" Erfindungen, Erhaltung der Artenvielfalt, Abbau der AKWs, Zulassung aller wirksamen Heilmethoden, Förderung der religiösen Toleranz und ähnliches mehr.

Das Erreichen dieser Utopie erfordert die Kooperation auf allen Ebenen. Nur gemeinsam können die dafür notwendigen Investitionen bewältigt werden, da sie für den Einzelnen oder auch einzelne Unternehmen undenkbar wären. Dafür sind die verschiedensten Formen der Kooperation und vielfältige Arten von Netzwerken notwendig.

12. Verbundenheit

♓

Mit was bin ich verbunden und wie sollte ich daher handeln?
Ich bin Teil des Ganzen.
Ich lasse mich von dem Ganzen tragen: Vertrauen.
Ich trage das Ganze: Verantwortung.

Die Globalisierung erfordert ein ökologisches, nachhaltiges Verhalten in allen Bereichen. Dieses Verhalten beruht im Wesentlichen auf der Einsicht in die Abhängigkeit eines jeden Einzelnen von seiner Umwelt und von der globalen Gemeinschaft.

Diese Einsicht der gegenseitigen Abhängigkeit aller von allen und allem führt auch zu der Erforschung alternativer Heilmethoden (Homöopathie, Akupunktur u.a.), zu einem menschlicheren Umgang miteinander in allen Bereichen, zu einer respektvollen Aussöhnung zwischen allen Völkern und Volksgruppen und schließlich zu dem Erkennen, der Erhaltung und der Förderung des lebendigen Organismus Erde („Gaia").

Religion und Glauben sollten grundsätzlich Privatsache sein. Allgemeine religiöse Gebote, Verbote und Vorschriften werden daher abgelehnt. An die Stelle dieser starren Regeln sollte das Erforschen von Religion, Meditation, Astrologie, Religion, Spiritualität, Magie, Homöopathie, Akupunktur, Götter, Analogie-Denken, Analogie-Wirkungen u.ä. treten, um neue Möglichkeiten des Handelns zu finden.

Magie für Anfänger
- Telepathie für Anfänger (60 S.)
- Telepathie für Fortgeschrittene (52 S.)
- Telekinese für Anfänger (52 S.)
- Analogien für Anfänger (56 S.)
- Omen und Orakel für Anfänger (52 S.)
- Lebenskraft für Anfänger (60 S.)
- Meditation für Anfänger (56 S.)
- Kundalini für Anfänger (100 S.)
- Hypnose für Anfänger (56 S.)
- Kampfmagie für Anfänger (172 S.)
- Auto-Movement für Anfänger (56 S.)
- Chakra-Magie für Anfänger (148 S.)
- Astralreisen für Anfänger (56 S.)
- Astrologie für Anfänger (120 S.)
- Astrologische Quadrate für Fortgeschrittene (72 S.)
- Partnerhoroskope für Anfänger (100 S.)
- Silberschnüre für Anfänger (52 S.)
- Zaubersprüche für Anfänger (60 S.)
- Ritual-Magie für Anfänger (56 S.)
- Mandalas für Anfänger (68 S.)
- Geldzauber für Anfänger (56 S.)
- Liebeszauber für Anfänger (52 S.)
- Invokationen für Anfänger (52 S.)
- Evokationen für Anfänger (60 S.)
- Geister für Anfänger (52 S.)
- Elfen für Anfänger (56 S.)
- Magie-Forschung für Anfänger (140 S.)
- Magie-Romantik für Anfänger (60 S.)
- Selbsterkenntnis für Anfänger (52 S.)
- Einweihungen für Anfänger (60 S.)
- Drogen-Kabbala für Anfänger (216 S.)
- Zahlensymbolik für Anfänger (60 S.)
- Die Sprache des Mondes – für Anfänger (116 S.)
- Zaubergesänge für Anfänger (100 S.)
- Zukunftschau für Anfänger (60 S.)
- Schamanismus für Anfänger (52 S.)
- Schwitzhütten für Anfänger (52 S.)
- Magische Gegenstände für Anfänger (68 S.)
- Übertragungen für Anfänger (68 S.)
- Zaubertränke für Anfänger (64 S.)
- Magie-Gesten für Anfänger (252 S.)
- Da'ath-Magie für Anfänger (64 S.)
- Magie-Heilungen für Anfänger (68 S.)
- Kornkreise für Anfänger (348 S.)
- Feng Shui für Anfänger (96 S.)
- Tao für Anfänger (112 S.)
- Magie für Anfänger – Sammelband   I   (696 S.)
- Magie für Anfänger – Sammelband   II   (664 S.)
- Magie für Anfänger – Sammelband III   (580 S.)
- Magie für Anfänger – Sammelband IV   (700 S.)
- Magie für Anfänger – Sammelband   V   (676 S.)
- Magie für Anfänger – Sammelband VI   (640 S.)

Magie
- Handbuch für Zauberlehrlinge (408 S.)
- Wie man das Pentagramm-Ritual zum Leben
  erweckt (308 S.)
- Tarot (104 S.)
- Physik und Magie (184 S.)
- Die Synthese von Physik und Magie (200S.)
- Die Magie-Formel (156 S.)
- Schwarze Löcher in der Magie (56 S.)
- Krafttiere – Tiergöttinnen – Tiertänze (112 S.)
- Schwitzhütten (524 S.)
- Mythen und Magie der Harfe (116 S.)
- Drei Adeptus Major Rituale (192 S.)
- Drei Adeptus Exemptus Rituale (120 S.)
- Zwei Infans Abyssi Rituale (128 S.)

Traumreisen
- Traumreisen zu Heilpflanzen (700 S.)
- Traumreisen zum kabbalistischen Lebensbaum (132 S.)

Meditation
- Der Lebenskraftkörper (230 S.)
- Die Chakren (100 S.)
- Das Chakren-System mit den Nebenchakren (296 S.)
- Organe und Chakren (64 S.)
- Die platonischen Körper in den Chakren (156 S.)
- Meditation (140 S.)
- Drachenfeuer (124 S.)
- Kundalini I (676 S.)
- Kundalini II (672 S.)
- Reinkarnation (156 S.)
- einsgerichtet (140 S.)

Astrologie
- Astrologie (496 S.)
- Photo-Astrologie (428 S.)
- Die astrologischen Aspekte (88 S.)
- Horoskop und Seele (120 S.)

Kabbala
- Kursus der praktischen Kabbala (150 S.)
- Eltern der Erde (450 S.)
- Blüten des Lebensbaumes:
     1. Die Struktur des kabbalistischen
        Lebensbaumes (370 S.)
     2. Der kabbalistische Lebensbaum als
        Forschungshilfsmittel (580 S.)
     3. Der kabbalistische Lebensbaum als
        spirituelle Landkarte (520 S.)
- Logik und Wirkung der Analogie (700 S.)

Eilenstein, Frater V.D., Knecht, Büdenbender
- Magie heute – Berichte aus der Praxis (288 S.)

Büdenbender, Eilenstein
- Chaos, Alk und Magic (436 S.)

Germanen

1. Die Entwicklung der germanischen Religion (556S.)
2. Lexikon der germanischen Religion (576S.)
3. Der ursprüngliche Göttervater Tyr (584S.)
4. Tyr in der Unterwelt: der Schmied Wieland (228S.)
5. Tyr in der Unterwelt: der Riesenkönig 1 (448S.)
6. Tyr in der Unterwelt: der Riesenkönig 2 (452S.)
7. Tyr in der Unterwelt: der Zwergenkönig (304S.)
8. Der Himmelswächter Heimdall (140S.)
9. Der Sommergott Baldur (228S.)
10. Der Meeresgott: Ägir, Hler und Njörd (176S.)
11. Der Eibengott Ullr (148S.)
12. Die Zwillingsgötter Alcis (292S.)
13. Der neue Göttervater Odin 1 (672S.)
14. Der neue Göttervater Odin 2 (160S.)
15. Der Fruchtbarkeitsgott Freyr (320S.)
16. Der Chaos-Gott Loki (608S.)
17. Der Donnergott Thor (600S.)
18. Der Priestergott Hönir (76S.)
19. Die Göttersöhne (204S.)
20. Die unbekannteren Götter (248S.)
21. Die Göttermutter Frigg (220S.)
22. Die Liebesgöttin: Freya und Menglöd (424S.)
23. Die Erdgöttinnen (212S.)
24. Die Korngöttin Sif (104S.)
25. Die Apfel-Göttin Idun (144S.)
26. Die Hügelgrab-Jenseitsgöttin Hel (288S.)
27. Die Meeres-Jenseitsgöttin Ran (112S.)
28. Die unbekannteren Jenseitsgöttinnen (384S.)
29. Die unbekannteren Göttinnen (308S.)
30. Die Nornen (328S.)
31. Die Walküren (636S.)
32. Die Zwerge (424S.)
33. Der Urriese Ymir (220S.)
34. Die Riesen (384S.)
35. Die Riesinnen (368S.)
36. Mythologische Wesen (280S.)
37. Mythologische Priester und Priesterinnen (220S.)
38. Sigurd/Siegfried (672S.)
39. Helden und Göttersöhne (628S.)
40. Die Symbolik der Vögel und Insekten (496S.)
41. Die Symbolik der Schlangen, Drachen und Ungeheuer (616S.)
42.a Die Symbolik der Herdentiere 1 (448S.)
42.b Die Symbolik der Herdentiere 2 (304S.)
43. Die Symbolik der Raubtiere (372S.)
44. Die Symbolik der Wassertiere und sonstigen Tiere (164S.)
45. Die Symbolik der Pflanzen (192S.)
46. Die Symbolik der Farben (124S.)
47. Die Symbolik der Zahlen (640S.)
48. Die Symbolik von Sonne, Mond und Sternen (596S.)

49.a Das Jenseits 1 – Das Hügelgrab (428S.)
49.b Das Jenseits 2 – Der Jenseitsweg (484S.)
50. Astralreise, Seelenvogel, Utiseta und Einweihung (420S.)
51. Wiederzeugung und Wiedergeburt (476S.)
52. Elemente der Kosmologie (412S.)
53. Der Weltenbaum (324S.)
54. Die Symbolik der Himmelsrichtungen und der Jahreszeiten (276S.)
55.a Mythologische Motive 1 – Aufbau (492S.)
55.b Mythologische Motive 2 – Vorgänge (480S.)
56. Der Tempel (397S.)
57. Die Einrichtung des Tempels (696S.)
58. Priesterin – Seherin – Zauberin – Hexe (428S.)
59. Priester – Seher – Zauberer (300S.)
60. Rituelle Kleidung und Schmuck (140S.)
61. Skalden und Skaldinnen (92S.)
62. Kriegerinnen und Ekstase-Krieger (224S.)
63. Die Symbolik der Körperteile (340S.)
64.a Magie und Ritual 1 – Magie (608S.)
64.b Magie und Ritual 2 – Kult (592S.)
64.c Magie und Ritual 3 – Heilung (192S.)
65. Gestaltwandler (316S.)
66.a Magische Angriffs-Waffen (660S.)
66.b Magische Verteidigungs-Waffen (328S.)
67. Magische Werkzeuge und Gegenstände (348S.)
68. Zaubersprüche (340S.)
69. Göttermet (416S.)
70. Zaubertränke (72S.)
71. Träume, Omen und Orakel (284S.)
72. Runen (252S.)
73. Sozial-religiöse Rituale (328S.)
74. Weisheiten und Sprichworte (540S.)
75. Kenningar (664S.)
76. Rätsel (160S.)
77. Die vollständige Edda des Snorri Sturluson (512S.)
78. Frühe Skaldenlieder (224S.)
79.a Mythologische Sagas 1 (488S.)
79.b Mythologische Sagas 2 (372S.)
80. Hymnen an die germanischen Götter (684S.)

nicht Teil der Germanen-Reihe:
- Odin (300 S.)

Kelten
- Cernunnos (690 S.)
- Taliesin (228 S.)
- Der Kessel von Gundestrup (220 S.)
- Der Chiemsee-Kessel (76)

Inder
- Dakini (80 S.)
- Vajra (76 S.)

Griechen
- Pan (336 S.)
- Poseidon (668 S.)

Religion allgemein
- Die sieben Schritte des Lebens (428 S.)
- Muttergöttin und Schamanen (168 S.)
- Totempfähle (440 S.)
- Der Urriese (168 S.)

Jungsteinzeit
- Göbekli Tepe (472 S.)
- Die Göttin von Göbekli Tepe (144 S.)
- Die Rituale von Göbekli Tepe (112 S.)

Ägypten
- Hathor und Re 1: Götter und Mythen im
  im Alten Ägypten (432 S.)
- Hathor und Re 2: Die altägyptische Religion
  – Ursprünge, Kult und Magie (396 S.)
- Isis (508 S.)
- Ma'at (200 S.)

Indogermanen
- Die Entwicklung der indogermanischen
  Religionen (700 S.)
- Wurzeln und Zweige der indogermanischen
  Religion (224 S.)

Christentum
- Christus (60 S.)
- Die Biographie des Teufels (144 S.)
- Die Magie der Propheten Elias und Elisa (96 S.)

Psychologie
- Über die Freude (100 S.)
- Das Geheimnis des inneren Friedens (252 S.)
- Das Beziehungsmandala (52 S.)
- Gefühle und ihre Verwandlungen (404 S.)
- einsgerichtet (140 S.)
- Liebe und Eigenständigkeit (216 S.)
- Von innerer Fülle zu äußerem Gedeihen (52 S.)
- Kreative Hochzeits-Rituale (56 S.)

Heilung
- Die Symbolik der Krankheiten (76 S.)

Kunst
- Herz des Tanzes – Tanz des Herzens (160 S.)
- Die Wurzeln der Kunst (60 S.)
- Wege zur Musik-Improvisation (32 S.)

Drama
- König Athelstan (104 S.)

Roman
- Maran der Schamane (548 S.)
- Maran der Zauberlehrling (676 S.)
- Maran der Harfner (700 S.)
- Maran der Krieger (700 S.)
- Maran der Magier (900 S.)
- Maran der Weise (900 S.)

Entwürfe für die Zukunft
1. Die 12 Stile des Tierkreises (164 S.)
2. Die 12 Gedanken zur Energie (108 S.)
3. Die 12 Phänomene der Schwingungen (60 S.)
4. Die 12 Qualitäten des Wassers (88 S.)
5. Die 12 Fundamente des Wohnens (96 S.)
6. Die 12 Grundprinzipien einer umfassenden
   Gesundheit (32 S.)
7. Die 12 Zonen des menschlichen Körpers (80 S.)
8. Die 12 Zutaten der Ernährung (60 S.)
9. Die 12 Flüge der Bienen (148 S.)
10. Die 12 Sichtweisen auf Genußmittel und Drogen (96 S.)
11. Die 12 Möglichkeiten der ganzheitlichen Medizin (92 S.)
12. Die 12 Ansichten über das Impfen (36 S.)
13. Die 12 Leitlinien der Erziehung (44 S.)
14. Die 12 Richtungen des Denkens (84 S.)
15. Die 12 Arten des Lernens (56 S.)
16. Die 12 Seiten einer umfassenden Bildung (36 S.)
17. Die 12 Ansätze zu effektivem Handeln (76 S.)
18. Die 12 Konzepte der Arbeit (48 S.)
19. Die 12 Arten der neuen Technologien (36 S.)
20. Die 12 Betrachtungsweisen der künstlichen
    Intelligenz (48 S.)
21. Die 12 Eigenheiten des Geldes (40 S.)
22. Die 12 Funktionen der Steuern (56 S.)
23. Die 12 Betrachtungsweisen der Sozialberufe (60 S.)
24. Die 12 Strategien der Macht (64 S.)
25. Die 12 Anforderungen an ein neues Wertesystem (48 S.)
26. Die 12 Bausteine einer neuen Gesellschaftsform (52 S.)
27. Die 12 Tore zur Sophikratie (80 S.)
28. Die 12 Pfade zum Frieden (48 S.)
29. Die 12 Säulen des Naturrechts (56 S.)
30. Die 12 Grundlagen der Beziehungen (52 S.)
31. Die 12 Spielfelder des Fußballs (108 S.)
32. Die 12 Wege der Kunst (60 S.)
33. Die 12 Wurzeln eines erfüllten Lebens (44 S.)
34. Die 12 Bereiche des Bewußtseins (56 S.)
35. Die 12 Tempel der Religionen (84 S.)
36. Die 12 Aspekte eines einheitlichen
    spirituell-physikalischen Weltbildes (72 S.)
37. Die 12 Dynamiken der Verwandlung (44 S.)
- Sammelband 1 „Natur" (492 S.)
- Sammelband 2 „Gesundheit" (512 S.)
- Sammelband 3 „Bildung" (524 S.)
- Sammelband 4 „Gesellschaft" (416 S.)
- Sammelband 5 „Psyche" (380 S.)

die „Anfänger"-Reihe
- The Synthesis of Physics and Magic (192 p.)
- Telepathy for Beginners (60 p.)
- Telepathy for Advanced Learners (52 p.)
- Telekinesis for Beginners (56 p.)
- Life Force for Beginners (76 p.)
- Kundalini for Beginners (104 p.)
- Astral Projection for Beginners (60 p.)
- Meditation for Beginners (60 p.)
- Prophecy for Beginners (60 p.)
- Ritual Magic for Beginners (64 p.)
- Magic Chant for Beginners (108 p.)
- Invocations for Beginners (52 p.)
- Evocations for Beginners (62 p.)
- Auto-Movement for Beginners (60 p.)
- Elves for Beginners (56 p.)
- Hypnosis for Beginners (56 p.)
- Love Magic for Beginners (52 p.)
- Money Magic for Beginners (60 p.)
- Magic Objects for Beginners (64 p.)
- Shamanism for Beginners (52 p.)
- Chakra-Magic for Beginners (148 p.)
- Language of the Moon – for Beginners (128 p.)
- Self Knowledge for Beginners (60 p.)
- Da'ath-Magic for Beginners (64 p.)
- Astrology for Beginners (112 p.)
- Number Symbolism for Beginners (64 p.)
- Mandalas for Beginners (76 p.)
- Crop Circles for Beginners (344 p.)
- Feng Shui for Beginners (96 p.)
- Magic Research for Beginners (140 p.)
- Magic for Beginners – Anthology I (636 p.)
- Magic for Beginners – Anthology II (616 p.)
- Magic for Beginners – Anthology III (684 p.)
- Magic for Beginners – Anthology IV (580 p.)

Eilenstein, Frater V.D., Knecht, Büdenbender
- Living Magic (261 S.) (= „Magie heute")

sonstige englische Ausgaben
- The Biography of the Devil (140 S.)
- The Synthesis of Physics and Magic (192 S.)
- The Chakra-System with the Minor Chakras (304 S.)